Užburtas Ratas

Vienintelis būdas atsikratyti priklausomybės alkoholiui

Greta Kudirkaite

Šią knygą skiriu savo tėčiui, kuris mirė šiais metais. Jis buvo nuostabus, mylintis žmogus su puikiu humoro jausmu ir sava istorija. Be jo, ši knyga neegzistuotų.

Kiekvieną dieną jaučiu jo palaikymą iš dangaus ir tai man padeda būti geresniu žmogumi ir siekti savo svajonių.

Turinys

Įvadas	1
Mano istorija	9
Vienintelis būdas	25
1 žingsnis Priimkite sprendimą ir jo laikykitės	27
2 žingsnis Pakeiskite savo mąstyseną	35
3 žingsnis Išlikite geroje pusėje	39
4 žingsnis Pasveikite	49
5 žingsnis Būkite budrūs	57
Naujas gyvenimas	63
Priklausomybę turinčių asmenų šeimos nariams	71
Apie Autorę	73

Copyright © 2023 by Greta Kudirkaite

Translated from English language by Greta Kudirkaite

All rights reserved.

No part of this publication may be reproduced, distributed, or transmitted in any form or by any means, including photocopying, recording, or other electronic or mechanical methods, without the prior written permission of the publisher, except as permitted by U.S. copyright law. For permission requests, contact GretaKayBooks@gmail.com. For privacy reasons, some names, locations, and dates may have been changed.

First edition November 2023

Book Cover illustration by: Gabriele Dabasinskaite

Book Design by: RLS Creativity

Published by: RLS Creativity https://qr.link/7lkNPU

Paperback: 978-1-7390569-4-0

E-book: 978-1-7390569-5-7

Hardcover: 978-1-7390569-3-3

Jei žinote žmogų, kuriam ši knyga reikalinga, bet jie negali jos nusipirkti, parašykite žinutę į elektroninį paštą GretaKayBooks@gmail.com

Įvadas

Džiaugiuosi, kad pagaliau žengėte pirmą žingsnį ir pradėjote skaityti šią knygą. Tai rodo, kad jau turite tai, ko reikia - stiprų norą nustoti gerti. Labai sunku sau pripažinti, kad turite problemą su alkoholiu, nors jis greičiausiai jau kontroliuoja jūsų gyvenimą. Ši knyga skirta žmonėms kurie kankinasi ir nori susigrąžinti savo gyvenimą atgal.

Paėmę šią knygą atvėrėte duris į laisvę, laisvę nuo tamsaus užburto rato, kuris, atrodo niekada nesibaigia, o kaskart tik blogėja. Ši knyga yra raktas į tai, kad galėtumėte įveikti priklausomybę nuo alkoholio ir atsikratyti jos visam likusiam gyvenimui.

Perskaitę kitą skyrių sužinosite, kokia stipri buvo

mano priklausomybė, todėl tiksliai žinau kaip jaučiatės. Tikriausiai jaučiatės silpni, išsigandę, palūžę, liūdni ir pasimetę.

Norėjau parašyti šią knygą, kad padėčiau žmonėms, kurie kovoja su priklausomybe alkoholiui arba turi artimą žmogų, kuriam reikia pagalbos. Man pasisekė, kad radau būdą sustoti visam laikui nors buvau tokiame dugne ir kovojau daugiau nei dešimtmetį. Tas pats metodas tinka ir kitoms priklausomybėms, įskaitant rūkymą, tačiau daugiausia dėmesio skirsiu priklausomybei nuo alkoholio, nes atsikratyti šios priklausomybes man buvo sunkiausia. Man prireikė daugelio metų, kad išdrįsčiau parašyti šią knygą. Bet ilgiau laukti negaliu. Esu skolinga pasauliui. Žinau, kad daug žmonių bando sustoti, ir turiu pasidalinti vieninteliu man žinomu būdu, kuris tikrai veikia. Net jei skaitote šią knygą, bet dar nepriėmėte sprendimo sustoti gerti, tam tikru momentu jūs tai padarysite ir dabar jau žinosite kaip.

Taigi jūs neturite ko prarasti. Investuokite šį laiką į save ir mėgaukitės rezultatais. Knyga trumpa ir ją perskaityti netruks ilgai. Galite išbandyti kitus būdus. Galite pabandyti įrodyti, kad šis būdas neveikia, bet po kelių bandymų suprasite, kad tai yra vienintelis būdas sustoti gerti alkoholį ir aš džiaugiuosi galėdama juo su jumis pasidalinti.

Įvadas

Kaip jau minėjau, daugelį metų kovojau su priklausomybe nuo alkoholio ir kiekvieną kartą, kai norėjau sustoti, visur ieškojau būdų, kaip tai padaryti. Nieko nebuvo, buvo daugiau straipsnių apie tai, kodėl alkoholis jums naudingas ir kaip saikingai geriant galima pagerinti sveikatą. Buvau gerokai peržengus gėrimo saikingai ribą. Keletą kartų beveik nusigėriau iki mirties. Žmonėms kurie pažysta mane dabar yra labai sunku patiketi, kad mano praeitis buvo tokia baisi. Žmonės žiūri į mane ir galvoja, negali būti, tai netiesa. Bet tai tiesa.

Sustoti gerti buvo mano svajonė, bet mano priklausomybė buvo tokia stipri, kad ji pilnai kontroliavo mano gyvenimą. Visi mano savaitgaliai ir atostogos jau buvo suplanuoti už mane. Jie buvo rezervuoti gėrimui.

Netrukus gėrimas savaitgaliais virto gėrimu kiekvieną dieną, gėrimu iki sąmonės praradimo, ir laukimu sekančios dienos, kada vėl galėsiu gerti. Aš visą laiką gėriau. Žinojau, kad tai neteisinga, žinojau, kad neturėčiau, norėjau sustoti, tiesiog negalėjau. Išbandžiau tiek daug dalykų, kuriuos žinojau, dalykų, kuriuos girdėjau, dalykų, kuriuos perskaičiau, tiesiog neradau nieko kas man tiktų. Bandžiau skaičiuoti taures, gerti tik savaitgaliais, tik progomis, gerti lengvus ar stiprius alkoholinius gėrimus, hipnozę, kodavimą, sustoti trumpam ir ilgam laikui. Niekas neveikė. Kuriam laikui sustodavau, bet staiga net nepastebėdavau kaip vėl pradėdavau gerti. Net nežinojau kada ir kaip. Tai buvo niekada nesibaigiantis užburtas ratas, kuris su laiku vis blogėjo. Kai sustodavau, jausdavau, kad man taip gerai sekasi, viskas lygtais pradėdavo dėliotis į vietas, bet staiga vėl atsidūrdavau toje pačioje tamsioje vietoje – girta, silpna ir beviltiška, viskas vėl staiga sugriūdavo.

Tai buvo tas pats pavojingas ciklas, tik skirtingu laiku, vieta ar su skirtingais žmonėmis. Ilgainiui pasiekiau tašką, kai turėjau pasirinkti – tęsti taip ir mirti arba rasti būdą sustoti.

Buvau įstrigusi šiame nesibaigiančiame užburtame rate, kuris kontroliavo mano gyvenimą, atėmė mano sveikatą, mano šeimą, mano pinigus, mano pasididžiavimą, mano orumą, mano moralę, mano tikslus.

Esu blaiva jau daugiau nei 8 metai ir mano gyvenimas visiškai pasikeitė. Mano finansinius, fizinius ir dvasinius sunkumus pakeitė gausa, sveikata ir laimė. Viskas pasikeite. Nuo nieko neturėjimo perėjau prie turėjimo visko ko visada norėjau. Nuo bejėgiškumo ir beviltiškumo perėjau prie to, kad jaučiausi stipri ir pasitikinti savimi. Nekantriai laukiu visų gražių

Įvadas

metų ateityje. Jaučiu pareigą parašyti šią knygą, kad išgelbėti kuo daugiau žmonių, ir netgi jei ji išgelbės vieną žmogų, tai buvo verta.

Perskaitykite šią knygą, net jei dar nesate pasirengęs sustoti. Tai nepakenks. Sprendimas sustoti gerti bus visada tik jūsų sprendimas. Niekas kitas negali priimti šio sprendimo už jus. Perskaitykite šią knyga dar kartą, kai jaučiate poreikį gerti. Perskaitykite vėl, jei esate teisingame kelyje bet susidūriate su sunkiu laikotarpiu. Perskaitykite šią knygą dar kartą, jei suklupote ir jums reikia atgauti jėgas. Jūs galite suklupti, bet niekada negalite pasiduoti. Perskaitykite šią knygą, net jei jaučiatės puikiai, perskaitykite ją, kad didžiuotumėtės savimi, primintumėte sau, kad esate nugalėtojas ir šveskite!

Aš jums pasakysiu žingsnius ir paaiškinsiu kiekvieną iš jų. Aš jums pasakysiu vienintelį būdą sustabdyti šį pavojingą ciklą. Manau, kad kiekviena priklausomybė yra skirtinga, bet tuo pačiu ir tokia pati. Kova yra sunki ir jei pats nesate alkoholikas, niekada nesuprasite kaip sunku sustoti.

Kai geri, gyveni du skirtingus gyvenimus, vieną pilną paslapčių, skausmo, kaltės, neigimo, melo, gėdos ir niekada nesibaigiančio užburto rato, kuris tave tiesiog tempia gilyn į tamsą. Kitą, kur turi elgtis kaip normalus žmogus, eiti į darbą, kalbėtis su žmonėmis, stengtis elgtis taip kaip kiti, bet iš tikrųjų viskas apie ką gali galvoti, tai kaip grečiau grįžti namo, kad galėtum išgerti. Tu vis bandai žongliruoti tarp tų dviejų gyvenimų ir bandai išgyventi, bet viltis pabėgti nuo tamsos vis blėsta. Tavo gyvenimas toks tamsus, kad vos gali įžiūrėti šviesą tunelio gale. Stengies išlikti stiprus, tačiau kai kuriomis dienomis jauti, kad net neverta kovoti, jauti, kad niekada negalėsi ištrūkti iš šio užburto rato.

Bet leiskite man jums pasakyti - jūs tai padarysite! Perskaitykite šią knygą ir pamatysite šviesą tunelio gale. Tapsite stipresni nei kada nors buvote ir didžiuosites savimi!

Man prireikė daugelio metų atidėliojimo, kad pradėčiau rašyti šią knygą, kuri iš pradžių maniau bus tik straipsnis, bet dabar žinau, kad ilgiau laukti negaliu ir negaliu sulaukti, kol ją išleisiu į pasaulį. Žinau, kad paklausa yra ir žmonės ieško būdų sustoti.

Jei skaitote šią knygą, esate pakeliui į laisvę, laisvę nuo priklausomybės, kuri jus laiko kaliniu savo paties gyvenime. Esate pakeliui į gyvenimą, kupiną laimės, meilės, stiprybės, svajonių išsipildymo, džiaugsmo, šviesos, sveikatos ir pagarbos.

Kai kurie žmonės gėdijasi savo istorijos. Kai

Įvadas

kurie žmonės stebisi, kaip drąsiai as pasakoju savąją. Aš dabar jau neturiu ko gėdytis, man buvo gėda tada. Dabar galiu tik didžiuotis savimi. Džiaugiuosi, kad turiu istoriją kurią galiu papasakoti kitiems, ir kad mano istorija gali padėti pakeisti kitų gyvenimus.

Mano istorija

Mano šeima visą gyvenimą kovojo su priklausomybe nuo alkoholio. Kiek pamenu, kažkas gėrė. Pirma - mano tėtis. Visą vaikystę stebėjau, kaip jis geria. Kiekvienas vakarėlis ar draugų susibūrimas baigdavosi tuo pačiu, mano tėtis prisigerdavo, ir tada tėvai pykdavosi. Kartais tai virsdavo fiziniu ir moraliniu smurtu. Man kaip vaikui buvo labai baisu. Vaikystėje tiesiog negalėjau suprasti, kodėl tai vyksta. Visada bijojau, kad mano tėtis mirs nuo pergėrimo. Bijojau, kad kas nutiks mano mamai. Kartais net bijojau dėl savęs ir brolio. Negalėjau suprasti, kodėl mano tėtis, kuris buvo toks nuostabus mylintis žmogus kai buvo blaivus, galėjo būti toks žiaurus kai buvo girtas. Kai gerdavo jis buvo toks piktas. Aš daug kartu maldavau kad sustotų, jis daugelį kartų žadėjo sustoti. Tačiau visada baigdavosi tuo pačiu – jis vėl pradėdavo gerti. Kartais, kai jis būdavo girtas, jo elgesys pasikeisdavo per kelias sekundes. Būdavo geras ir staiga pavirsdavo į kažką baisaus ir nesvarbu, kas buvo jo kelyje - mano mama, aš, brolis ar kažkas kitas. Kelis kartus kai jis taip supyko, žiūrėjau jam giliai į akis, verkiau ir bandžiau suprasti, kodėl jis daro tokius siaubingus dalykus. Tada pamačiau - tai buvo ne jis, tai buvo kažkas kitas mano tėčio kūne, kažkas labai baisaus. Tai buvo Velnias. Velnias naudojo mano tėčio kūną daryti tuos siaubingus dalykus. Po dešimties minučių viskas baigdavosi. Tėtis pažiūrėdavo į mus ir paklausdavo "kas atsitiko?" Aš negalėjau suprasti, kaip jis galėjo klausti "kas atsitiko"? Juk jis visa tai darė. Aš pykau, nes maniau, kad jis meluoja kai sakė jog nieko neprisimena. Dabar žinau... Dabar labai gerai suprantu. Dabar žinau, kad jis iš tikrųjų negalėjo prisiminti. Jis išsiblaivydavo, išgirsdavo apie visus baisius dalykus, kuriuos padarė, žmones, kuriuos įskaudino. Jis jautėsi taip blogai ir vis žadėjo kad daugiau niekada negers... žadejo tam, kad tą pažadą vėliau sulaužytų. Dažniausiai po mėnesio ar dviejų viskas kartojosi. Tai buvo užburtas ratas iš kurio jis negalėjo ištrūkti.

Būdavo laikas kai tėtis negerdavo. Tai buvo toks

nuostabus laikas. Deja tai baigdavosi ir jis vėl atsidurdavo toje pačioje situacijoje, prašydamas atleidimo už tai, ko net neprisiminė kad padarė. Jis tikrai bandė sustoti, žinau kad išbandė viską ką žinojo, jis norėjo išsaugoti mūsų šeimą. Žinojau, kad jis mus labai mylėjo, bet negalėjau suprasti kodėl jis negalėjo tiesiog sustoti... dėl mūsų...

Po 10 metų mano tėtis vis dar gėrė, tik dabar jis negėrė vienas. Mano mama pradėjo gerti kartu su juo. Ji sakė, kad nebegali šito viso daugiau ištverti, todėl kai gėrė pati, jai paprasčiausiai buvo lengviau ir tada jai niekas nerūpėjo. O aš, būdama vaikas, niekaip negalėjau suprasti, kaip ji... kaip ji galėjo ... po visų šių kančių ir kovos su tėčio priklausomybe dabar būti toje pačioje vietoje, darydama lygiai tą patį? Tai buvo tiesiog nesuvokiama. Iš pradžių dar nebuvo labai blogai, ji išgerdavo vieną, du, ar penkis gėrimus ir jai tai padėdavo. Ji jautėsi geriau ir labai nesijaudino kad tėtis gėrė. Ji manė kad taip lengviau, bet ko ji dar tada nežinojo buvo tai, kad ji įsitraukė į savo užburtą ratą kuris daugelį kartų ją beveik nužudė ir vis dar pilnai kontroliuoja jos gyvenimą.

Man dabar labai sunku kai aš žinau kaip jai padėti, bet negaliu, nes ji to nenori, ji nenori sustoti. Ji nepriėmė sprendimo ir nemanau kad kada nors tai padarys. Aš jau su tuo susitaikiau, kad ir kaip būtų sunku. Bandžiau būti pavyzdžiu, bandžiau kalbėtis, bet galų gale sprendimas yra jos, ir tik jos.

Kai tėvai gėrė kartu man tai buvo dvigubas košmaras. Kuo daugiau augau vis jaučiau, kad tai buvo mano pareiga juos gelbėti. Net būdama suaugus visada bijodavau pas juos užeiti nes nežinojau ar vienas iš jų bus miręs, ar sunkiai sužeistas. Tai įvyko tiek daug kartų, kad atrodo turėjau prie to priprasti, bet kiekvieną kartą tai buvo vis kitokia baimė. Kas būtų, jei šį kartą prarasčiau vieną iš jų, arba abu. Kai mano tėvai nusprendė išsiskirti, tai buvo geriausias dalykas, kuris galėjo nutikti. Tiek metų tai buvo mano svajonė, norėjau, kad jie išsiskirtų, kad jų situacijos pagerėtų, kad man nebereikėtų dėl jų bijoti.

Tam prireikė 28 metų. Mano tėvai pagaliau išsiskyrė.

Po skyrybų mano mama susirado draugą ir atrodė laiminga, retkarčiais išgerdavo, bet tai jau nebeatrodė problema.

Tėtis vėl vedė ir nustojo gerti visam laikui. Jis negėrė 20 metų ir buvo sveikas bei laimingas. Gyvenimas palaimino jį dvidešimtim puikių metų be alkoholio.

Po keleto metų įsitikinau, kad mano tėvams viskas gerai ir aš jau neturiu jais rūpintis. Staiga atsipalaidavau ir net nepastebėjau kaip pati pradėjau gerti. Iš pradžių tai buvo gėrimas savaitgaliais ar per balius, bet vis išgerdavau daug daugiau nei kiti ir vis laukdavau sekančio karto. Daug negalvojau. Aš žinojau, kad man viskas bus gerai. Aš juk negalėjau tapti tokia kaip mano tėvai. Kaip aš galejau savo vaikams duoti tokia vaikystę kaip turėjau aš? Jokiu būdu. Tai atrodė neįmanoma. Tačiau net nepajutau kaip pradėjau gerti vis daugiau ir daugiau. Dabar jau kiekvienas savaitgalis atrodė kaip labai gera proga išgerti. Aš pradėjau rinktis draugus kurie mėgo išgerti, vis atridurdavau vietose kur buvo alkoholio. Aš vis klimpau gilyn ir gilyn i tamsą. Pati atsidūriau užburtam rate is kurio niekaip negalėjau ištrūkti. Savaitgaliais gerdavau tiek daug kad reikėdavo gerti ir sekmadienį ir kartais net nesugebėdavau išeiti i darbą pirmadienį.

Ilgai netruko kol pradėjau gerti kiekvieną dieną. Be alkoholio negalėjau nei bendrauti su žmonėmis, nei užmigti. Pradėjau daryti blogiausius sprendimus. Pastebėjau, kad žmonės kuriuos pažinojau pradėjo atsitraukti, daug kas nenorėjo su manim bendrauti, išskyrus tuos kurie norėdavo manim pasinaudoti. Vis atsidurdavau santykiuose kurie tik blogejo. Pritraukdavau žmones kurie mane skaudino vis daugiau ir daugiau. Daugelį kartų net neatsimindavau kas įvyko praeitą naktį. Atsibusdavau šalia žmonių kurių net nepažinojau. Tai buvo taip baisu ir jausdavau tokia didelę gėdą kad gryžus namo gerdavau dar daugiau, nes negalėjau to atlaikyti. Sakiau sau, kad nieko neįvyko, bet giliai žinojau, kad tai buvo eilinis kartas kai manimi kažkas pasinaudojo.

Kuo didesnę gėdą jaučiau, tuo daugiau gėriau ir tiesiog sakiau sau, kad man nerūpi, ką žmonės apie mane galvoja. Bet giliai širdyje man rūpėjo, labai rūpėjo. Po kurio laiko man nebereikėjo žmonių ar draugų, kurie su manimi gertų, buvo lengviau gerti vienai. Taip niekas manęs neteisė, niekas nežinojo, kokia stipri buvo mano priklausomybė. Izoliavau save nuo žmonių. Kiekvieną dieną gėriau tol, kol prarasdavau sąmonę. Kartais gerdavau visą dieną ar net kelias savaites. Gerdavau nesustodama, be maisto ar vandens. Pabusdavau, išgerdavau alkoholio, parūkydavau ir vėl užmigdavau. Po kelių savaičių tokio gėrimo negalėdavau atsikelti. Vis dar norėjau gerti bet paprasčiausiai negalėjau nes kūnas jau nebegalėjo priimti alkoholio.

Tuo metu jau jaučiau didelį pinigų trūkumą ir pamažu atsidūriau tamsioje vienatvėje. Praradau visus draugus nes jie manęs gėdijosi ir nenorėjo turėti nieko bendro su mano priklausomybe. Dabar suprantu kodėl, bet tada buvo pikta.

Man patiko mano darbas ir man labai gerai sekėsi, bet teko keisti daugelį darbų, nes dažnai stiprus gėrimas savaitgalį baigdavosi pora dienų pagirių ir pykinimo. Kai kuriuos darbus tiesiog mesdavau, kad galėčiau toliau gerti. Po to tiesiog susirasdavau kitą darbą, nes man tai atrodė lengva.

Vis svajojau, kad per Naujus metus įvyks kažkas stebuklingo ir viskas pasikeis. Deja su kiekvienais metais situacija vis blogėjo. Kai galvojau kad būti blogiau jau negali, buvo dar blogiau ir turėjau grįžti gyventi pas mamą. Labai greitai supratome, kad galime gerti kartu. Žinojome, kokios blogos yra mūsų priklausomybės, tad padėjome viena kitai tai slėpti. Iš pradžių tai net atrodė smagu ir tikrai labai patogu. Niekas nežinojo, kaip blogai buvo už uždarų durų, tik mes. Padėjome viena kitai nusipirkti alkoholio ar atsigauti po kelių dienų gėrimo. Tik ko nežinojome buvo tai, kaip giliai vis grimzdome i tamsą.

Tuo metu aš jau turėjau dukrą ir štai aš, kuri kentėjau visą savo vaikystę, dariau lygiai tą pati savo dukrytei, kurią be galo mylėjau. Juk žinojau kaip yra baisu kai tėvai geria, kai negali atsiremti į mamą kai ji girta. Žinojau kaip yra baisu kai nežinai kas bus toliau. Bet visgi aš tai dariau! Ir tai tik dar kartą įrodo kokia stipri yra priklausomybė ir koks stiprus yra Velnias. Aš visaip bandžiau sustoti, bet nesugebėjau.

Kai negerdavau jausdavau pyktį, irzlumą ir netrukus vėl pradėdavau gerti. Vėl įsitraukdavau į tą prakeiktą užburtą ratą iš kurio niekaip negėjau ištrūkti.

Būdama maža mergaitė ji tik norėjo, kad aš sustočiau gerti, kad mesčiau rūkyti, norėjo, kad aš būčiau tokia mama kaip kitos. Ji taip džiaugdavosi kai aš sustodavau, ir taip nusivildavo kai pamatydavo mane vėl geriant ar rūkant. Mano kaltės jausmas buvo tiesiog nepakeliamas. Kuo ilgiau tai tęsėsi tuo daugiau kaltės jausmas augo. Negalėdavau jo pakelti tad gėriau dar daugiau bandydama kažkaip jį nuslopinti. Negalėdavau išbūti blaiva per ilgai nes kaltės jausmas tiesiog mane ėdė. Aš žadėdavau jai, kad sustosiu, žadėdavau sau, bet tą pažadą vėl ir vėl sulaužydavau.

Pinigų trūkumas tuo metu jau buvo akivaizdus. Buvo sunku susimokėti už butą ir maistą, tačiau kažkaip keistai pinigų alkoholiui ir cigaretėms visąlaik užtekdavo. Todėl dabar kai matau benamius žmones kurie rūko ir geria giliai viduj suprantu dėlko jie pasirenka tai vietoj maisto. Aš esu labai laiminga kad niekada neatsidūriau gatvėje, nors kelis kartus tai beveik tapo mano realybe. Taip, buvo taip baisu. Kartais atsidurdavau tokiose vietose su tokiais žmonėmis, kad sunku patikėti jog išlikau gyva.

Su metais alkoholio negalėjau lengvai pernešti.

Mano istorija

Prireikdavo dienų, kad atsigaučiau nuo stipraus gėrimo dieną ar dvi. Tada jau žinojau, kad turiu labai stiprią problemą. Išbandžiau viską, bet vis atsidurdavau toje pačioje vietoje, jausdamasi visiška bejėgė su didžiausiu kaltės jausmu.

Mano mamos draugas susirgo ir staiga mirė. Ji negalėjo su tuo susitaikyti. Ji norėjo mirti kartu su juo. Taigi ji gėrė dienomis, savaitėmis, nevalgydama, negalėdama nei vaikščioti, nei kalbėti. Aš nemiegodavau naktimis, nes ji vis prašydavo dar vieno gėrimo. Daug kartų turėjau eiti į parduotuvę vidury nakties, kad ją "išgelbėčiau". Po daugelio dienų tokio gėrimo, vienintelis būdas sustoti buvo vykti į ligoninę detoksikacijai. Ir patikėkite, tai buvo lengva. Greitoji nuveža tave į ligoninę, prileidžia vaistų, 2-3 dienas ir jautiesi daug geriau ir žinoma gali toliau gerti. Labai greitai supratau, kad tai yra galimybė greitai pasijusti geriau ir pradėjau tai daryti pati. Gėriau viską, ką galėjau, tiek laiko, kiek galėjau, o poto važiavau į ligoninę greitai pasveikti.

Kadangi turėjau dukrą, gėrėme paeiliui.... Vieną mėnesį gėriau aš, kitą gėrė mama. Mes kažkaip sugebėjome išlaikyti namą ir apmokėti sąskaitas, sugebėjome pasirūpinti dukra, bet mes negyvenome, mes egzistavome.

Kai kuriomis dienomis net nebenorėjau gyventi,

bet bijojau palikti dukrą. Prašiau Dievo, kad duotų man laiko, kol jai sukaks bent 18 metų, nes žinojau, kad labai ilgai taip neišgyvensiu. Daug kartų galvojau apie mirtį. Galvojau, jei mirčiau dabar, kaip žmonės mane prisimintų? Tikriausiai būtų buvę tik keli žmonės, kurie pasirodytų mano laidotuvėse, ir net tie tikriausiai apkalbėtų, kad aš visa tai padariau sau ir kaip jiems manęs gaila. Ir tai būtų buvus tiesa. Daugelis žmonių mane paliko, nes nenorėjo kovoti su mano priklausomybe. Likusius aš atstumiau, nes nenorėjau, kad jie trukdytų man gerti. Man vienai buvo gerai, man nieko nereikėjo. Turėjau dukrą, turėjau mamą, kartais matydavau tėtį ir man to užtekdavo, nes jie žinojo, kokia bloga buvo mano priklausomybė, todėl dažniausiai stengdavosi padėti, o ne teisti. Vienas dalykas, kurį tikrai žinojau, buvo tai, kad nenorėjau taip numirti. Norėjau po savęs palikti kažką gero. Norėjau, kad mane prisimintų kaip gerą žmogų, o ne žmogų, kuris nusigėrė iki mirties.

Kad žinotumėte, kaip buvo blogai, greitosios pagalbos žmonės mus jau pažinojo, jie ateidavo ir paklausdavo, kuri iš mūsų važiuos šį kartą. Vienais metais ligoninėje buvau 14 kartų, 14....... Kai gydytojas man tai pasakė, buvau šokiruota, nes pati net to nežinojau. Vieną kartą viena iš slaugytojų man pasakė, kad kitame skyriuje mirties patale gulėjo jauna moteris, nuo gėrimo, jai buvo tik 32-eji, man tuo metu buvo 34-eri. Tai atvėrė mano akis į realybę. Supratau, kad jei ir toliau taip gersiu, taip pat atsidursiu ten. Supratau, kad vien dėl to, kad dar buvau pakankamai jauna, tai nereiškė, kad taip nenutiks man. Kitą kartą ligoninėje jie man pasakė, kad turiu suriebėjusias kepenis ir kad turiu du pasirinkimus – nedelsiant nustoti gerti ir melstis kad kepenys sugrįžtų į normalią būseną arba toliau gerti ir susirgti kepenų ciroze. Akivaizdu, kad antrasis variantas man reiškė mirtį ir mirti aš nenorėjau, todėl pasirinkimas buvo lengvas, tačiau problema buvo ta, kad aš nežinojau kaip tai padaryti.

Taip egzistavau daugiau nei dešimtmetį. Norėjau sustoti, tikrai norėjau... Bet tuo pačiu bijojau. Kaip aš daugiau niekada negersiu? Po tiek metų man tai atrodė neįmanoma. Turėjau slaptą norą kažkaip surasti būdą kaip įveikti šią priklausomybę... Ir giliai širdyje žinojau, kad tai padarysiu. Ir aš tai padariau...

Būdama 34 metų vėl pastojau. Man buvo labai baisu, nes dabar iš tikrųjų turėjau sustoti, ne savo noru. Negėriau 9 mėnesius, bet negalėjau sulaukti, kol vėl galėsiu išgerti. Skaičiavau dienas. Aš net sakiau, kad atsinešiu vyno butelį į ligoninę, kad galėčiau gerti iškart po to, kai pagimdysiu kūdikį. Gimus sūnui maniau, kad pasveikau kadangi taip ilgai negėriau. Galvojau, kad dabar vėl galiu saikingai gerti. Aš tuo tikrai tikėjau!!

Prireikė vieno mėnesio "saikingo gėrimo", kad ir vėl atsidurčiau ligoninėje, detoksikacijai. Tai buvo mano lūžis. Supratau, kad vaistų nuo gėrimo nėra. Tada jau buvau išbandžiusi viską ir supratau, kad vienintelis būdas, VIENINTELIS būdas yra daugiau niekada negerti. Vienintelis būdas užbaigti užburtą ratą yra į jį niekada nepatekti.

Tąkart grįžusi iš ligoninės negalėjau užmigti, kiekvieną kartą, kai užmerkdavau akis, vis matydavau vaizdinius, tokius kaip seni animaciniai filmukai, kurie vis kartojosi. Skamba beprotiškai, bet žinau, kad dar nebuvau išprotėjusi. Ir jei esate gana pažengę gėrime, tikriausiai žinote dalykus, kuriuos turite išgyventi, kai jūsų kūnas detoksikuojasi. Pagaliau nusprendžiau užmerkti akis ir tiesiog žiūrėti. Stebėjau žingsnį po žingsnio, vėl ir vėl, ir supratau, kad tai man rodė ciklą, užburtą ratą kuriame buvau aš. Tai rodė besikartojantį ciklą nuo to momento, kai išgeri tą pirmąjį gėrimą iki to, kol kūnas yra jau per silpnas, kad išgertum dar vieną.

Štai ką aš mačiau.

Mano istorija

Tai buvo filmukas apie žmogų ir Velnią. Žmogus, kuris turėjo priklausomybę nusprendė išgerti. Mažas Velniukas jau sėdėjo butelyje ir laukė. Kai vyras išgėrė jis buvo toks laimingas, kad pagaliau pateko į žmogelio skrandį ir smagiai džiūgavo. Tada kaip mažas vaikas jis laukė maisto. Jo maistas buvo alkoholis. Kiekvieną kartą, kai žmogus vėl gėrė, šis gaudavo šiek tiek maisto. Taigi iš pradžių jis po truputį augo, nes vyras gerdavo nedažnai, manydamas, kad gali tai kontroliuoti. Laikui bėgant žmogus gėrė vis daugiau ir daugiau dėl įvairių savo gyvenimo situacijų, kurios, jo manymu prisidėjo prie jo gėrimo. Jis iš pradžių vis rinkdavosi alkoholio rūšį, kurios, jo manymu tuo metu norėjo ir sprendė kaip dažnai gers. Kas iš tikrųjų buvo tas noras gerti, tai buvo mažasis Velnias, kuris paprasčiausiai reikalavo maisto. Diena iš dienos vyras gėrė vis daugiau ir mažasis Velnias augo ir stiprėjo. Jis pagaliau sustiprėjo tiek, kad dabar jau jis rinkdavosi ką ir kada vyras gers. Kol pagaliau alkoholio rūšis tapo nebesvarbi. Buvo pakankama, kad žmogus gėrė. Labai greitai vyras pasijuto silpnas ir ligotas, jis vis gerdavo galvodamas, kad pasijus geriau, kartais gėrė tam, kad išgyventų. Velnias užaugo ir tapo labai stiprus. Jis jau buvo pasirengęs padaryti daug žalos. Vargšas žmogelis vaikščiojo aplink prašydamas išgerti, skaudindamas žmones, darydamas visokiausius gėdingus dalykus. Visi iš jo juokėsi, piktinosi, badė pirštais. O jis vis gėrė. Po daugelio dienų, kai jau buvo pridaryta pakankamai žalos ir žmogaus kūnas buvo tiesiog per silpnas, Velnias numetė jį ant šalikėlės ir paliko ten gulėti. Prieš išeidamas ieškoti naujos aukos, užmetė didžiulį kiekį kaltės ir gėdos jausmo ir išėjo tardamas "iki kito karto"....

Iš pradžių aš negalėjau suprasti, kodėl tai mačiau kiekvieną kartą, kai užmerkiau akis, bet paskui supratau. Tai buvo būtent tai kas vyko mano gyvenime. Taip nutikdavo kiekvieną kartą, kai aš gėriau. KIEKVIENĄ KARTĄ. Buvau kaip pelytė rate kuri vis bėgdavo, bet niekur nenubegdavo, bėgdama nuo savęs. Supratau, kad VIENINTELIS BŪDAS pabaigti šį beprotišką ciklą yra niekada jo nepradėti. Vienintelis būdas yra likti nuošalyje ir niekada neliesti to 1-ojo gėrimo! Kito būdo nėra.

Tą naktį pradėjau rašyti, nežinojau kodėl, bet žinojau, kad turiu rašyti, žinojau, kad tai ženklas man. Nenorėjau pamiršti to, ką mačiau. Pagaliau supratau, kodėl viskas kartodavosi, kodėl vis atsidurdavau toje pačioje situacijoje. Užsirašiau datą. Tai buvo 2015 m. lapkričio 1 d. Kažkaip žinojau, kad tai buvo paskutinis kartas, kada gėriau.

Dabar, kai žinote mano istoriją, žinote, kad viltis

Mano istorija

yra. Nemanau, kad mano istorija yra pati blogiausia, bet manau, kad ji yra velniškai bloga. Ilgus metus gėdijausi savo istorijos, kol sugebėjau sau atleisti ir suprasti, kad galiu ją panaudoti kad padėčiau kitiems žmonėms. Dabar pasakoju savo istoriją aukštai iškelus galvą, su pasididžiavimu ir džiaugsmu, kad sugebėjau išsivaduoti. Dabar galiu būti pavyzdžiu kitiems, parodyti jiems, kad yra šviesa tunelio gale, kad yra viltis. Yra būdas sustoti ir jis iš tikrųjų yra LENGVAS. Daug lengvesnis nei gėrimas, aš jums tai pažadu! Kai geriame, tai tarsi antras darbas kurį nuolat dirbame. Turime kūrybingai slėpti savo priklausomybę ir mes tikrai galime būti labai kūrybingi!!

Dabar džiaugiuosi, kad visa tai patyriau pati. Jei nebūčiau to išgyvenusi, negalėčiau padėti kitiems. Mano istorija turi laimingą pabaigą.

Vienintelis būdas

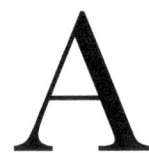r esi pasiruošęs pasirinkti SAVE?!

Jei esi - puiku, perskaityk žingsnius ir laikykis jų su 100% įsipareigojimu ir niekada nežiūrėk atgal. Negali praleisti ar keisti nė vieno žingsnio.

Jų yra tik 5 ir tai - VIENINTELIS BŪDAS!

1 žingsnis Priimkite sprendimą ir jo laikykitės

Sprendimas negerti alkoholio yra vienas iš svarbiausių tačiau sunkiausių sprendimų kuriuos priimsite savo gyvenime. Pirmas žingsnis yra suprasti, kad turite priklausomybę ir priimti sprendimą sustoti. Giliai viduje žinosite, kada būs laikas. Niekas kitas negali priimti šio sprendimo už jus. Jei dabar dar nesate pasiruošę, tam tikru momentu būsite ir perskaitę šią knygą jau žinosite kaip tai padaryti. Giliai širdyje žinau, kad esate pasiruošę. Tikriausiai tai yra jūsų slapta svajonė. Svajojate, kad nereikėtų kiekvieną dieną jausti skausmo, silpnumo, kaltės ir vargo. Gera naujiena yra ta, kad būdas yra ir jis daug lengvesnis, nei manote, ir kiekvienas gali tai padaryti.

Greta Kudirkaite

Žinau, kad dabar baisu. Man prireikė daugelio metų, kad nuspręsčiau, bet kai supratau kaip viskas veikia ir kad tai vienintelis būdas, žinojau, kad tai buvo geriausias sprendimas mano gyvenime. Niekada nežiūrėjau atgal. Tikriausiai dabar tuo netikite, tačiau jūs galite įveikti šią priklausomybę. Ir nors Velnias yra labai stiprus, jūs esate daug stipresnis. Gėris visada laimi. Negaliu sulaukti, kol patirsite visus gerus dalykus, kuriuos gali atnešti šis gyvenimas. Negaliu sulaukti, kol didžiuositės savimi ir visiems kitiems parodysite, koks iš tikrųjų esate stiprus.

Daugelis iš jūsų gyvenate dvigubą gyvenimą. Kovodami su alkoholiu, esate vieni tamsoje, išsigandę ir silpni. Išorėje atrodo, kad turite galbūt ir normalų gyvenimą, bet viskas, ko slaptai norite, tai gryžti namo ir išgerti taurę, kuri paprastai virsta dviem, trim ar... Jūs geriate tol, kol užmiegate, ir netgi manote, kad gėrimas padeda jums užmigti, o iš tikrūjų, tai tik pažadina jus anksti ryte, kad galėtumėte pajusti skausmą ir pasėkmes. Kiekvieną dieną spėliojate, koks blogas bus kitas rytas, kaip blogai jausitės šį kartą. Jūsų sveikata vis blogėja. Jaučiatės kaltas, tačiau kiekvieną dieną, kai ateina vakaras, viskas vėl kartojasi, vienas gėrimas pavirsta daugeliu.

1 žingsnis Priimkite sprendimą ir jo laikykitės

Ryte jaučiatės taip blogai, kad sakote sau, jog daugiau niekada negersite, bet labai greitai vėl geriate. Tai ciklas, kuris niekada nesibaigia. Galite sustoti dienai, dviem ar mėnesiui, tačiau net nepastebite, kaip vis grįžtate į tą patį užburtą ratą, kuris kas kart vis blogėja. Kiek ilgai išgyvensite, priklauso tik nuo to, kokia stipri sveikata jums buvo duota ateinant į šį pasaulį. Kai kurie miršta labai jauni, neturėdami galimybės pasimėgauti šiuo gyvenimu ar net sužinoti, koks gražus gyvenimas gali būti. Kai kurie vairuoja girti, netyčia ką nors užmuša ir praleidžia visą savo gyvenimą kalėjime. Jūs žinote, kas nutiks jei ir toliau taip gersite, bet kažkaip pasirenkate apie tai negalvoti, pasirenkate tai ignoruoti. Jūs kaip strutis bandote įkišti galvą į smėlį, manydami, kad jūsų niekas nemato. JŪS žinote kas vyksta nes negalite pasislėpti nuo savęs. Kai kurie iš jūsų manote, kad jums taip neatsitiks, tačiau giliai širdyje žinote, kad greitai mirsite jei laiku nepadarysite teisingo sprendimo.

Jūs nesate vienas, mūsų yra labai daug. Ir kol nesustosite, jūs negalėsite kontroliuoti savo gyvenimo, jus kontroliuos priklausomybė. Kuo daugiau priklausomybių turite, tuo sunkiau. Pavyzdžiui, jei rūkote, tai yra dvigubai didesnė galia, tiesiog pagalvokite, kiek kartų metėte rūkyti, taip didžiavotės savimi, nerūkėte savaitę, mėnesį. Nusprendėte išgerti taurę ar dvi ir net nepastebėjote, kaip vėl parūkėte. Tai gali prasidėti nuo vienos cigaretės per dieną ar savaitę, galite manyti, kad dabar jau kontroliuojate rūkymą ir galite rūkyti kada jūs norite, bet staiga jau perkate pakelį ir rūkote tiek, kiek anksčiau, ar daugiau, nes dabar jaučiatės kalti ir nusivylę savimi. Šis metodas tinka daugeliui priklausomybių, įskaitant rūkymą. Ir kai įveiksite savo priklausomybes, jūs pilnai kontroliuosite savo gyvenimą! Jei turite kelias priklausomybes, nepatarčiau mesti abiejų vienu metu, bet plačiau paaiškinsiu vėliau.

Kai kurie žmonės linkę galvoti ir sakyti kitiems, kad alkoholis yra naudingas jūsų sveikatai, nes jie perskaitė straipsnį apie tai ar jų draugai jiems apie tai pasakė. Aš jums pasakysiu tiesą – alkoholyje nėra absoliučiai NIEKO, kas būtų naudinga žmogaus organizmui! Už visus šiuos straipsnius moka įmonės, gaminančios ir parduodančios alkoholį, kad priverstų jus manyti, kad tai naudinga ir sustiprintų jūsų priklausomybę. Kuo labiau priklausomas esate jūs, tuo daugiau pinigų jie uždirba. Aš net girdėjau, kad pastaruoju metu jie deda dar daugiau spirito, niko-

1 žingsnis Priimkite sprendimą ir jo laikykitės

tino ir cheminių medžiagų, kurios padidina jūsų priklausomybę ir yra dar sunkiau mesti. Jie tai daro, nes vis daugiau žmonių bando sustoti. Jei gerai pagalvotumėte apie tai, ypač raudonasis vynas, kuris, žmonių manymu, yra sveikiausias, iš tikrųjų yra blogiausias. Tai tam tikra spirito koncentracija, atskiesta su vandeniu ir sumaišyta su raudonos spalvos dažais. Taip, būtent todėl jūsų lūpos lieka raudonos po to, kai geriate, ir jį sunku išsiskalbti iš drabužių. Gal kažkur ir yra tikro vyno, pagaminto iš vynuogių, bet paprastam žmogui toks vynas yra paprasčiausiai per brangus. Kažkada aš taip pat perėjau prie raudonojo vyno, nes maniau, kad tai bent jau sveikesnis variantas, tačiau man buvo daug blogiau, mane pykino kiekvieną kartą kai jį gėriau.

Taigi visi mes, kurie turime kokią nors priklausomybę, visada nešiojamės tą mažą Velnią savo viduje. Tą, kuris liepia mums gerti, rūkyti ar vartoti narkotikus.

Aš jau kalbėjau apie tai, kaip svarbu pagaliau priimti tą sprendimą, bet lygiai taip pat svarbu jo laikytis. Tai reiškia, kad kiekvieną dieną turite priimti teisingus sprendimus. Dabar, kai žinote, kad vienintelis būdas užauginti mažą Velnią savo viduje (jūsų priklausomybę) yra maitinti jį alkoholiu, kokį sprendimą ketinate priimti kiekvieną kartą, kai manote, kad norite išgerti? Jei žinote, kad tai net ne jūs kuris trokštate alkoholio, o tai Velnias reikalaujantis maisto, kokį sprendimą priimsite?

Ar jūs pasirinksite blogį ir leisite jam augti, kad jis galėtų kontroliuoti jūsų gyvenimą, ar jūs pasirinksite SAVE kad galėtumėte sustiprėti ir išlikti kontrolėje? Man mano pasirinkimas yra labai paprastas kiekvieną mielą dieną. Aš renkuosi numarinti Velnią ir laikyti jį tokį mažą, kad jo balsas man yra paprasčiausiai juokingas.

Kiekvieną kartą, kai manote, kad norite išgerti, sustokite ir pagalvokite, ar norite vėl atsidurti toje pačioje vietoje, kurioje buvote anksčiau, ar norite vėl jaustis taip kaip jautėtės ansčiau?

Dažniausiai to pakaks teisingam sprendimui priimti, jei ne, štai dar kelios priežastys del ko neturėtumėte gerti:

Ar verta dėl to prarasti viską, ką turite?

Ar verta dėl to mirti?

Ar verta dėl to jaustis taip, tartum būtum pragare, kol dar esate gyvas?

NE, NE ir NE.

Tikrai ne! Jūs nusipelnėte šviesos, jūs nusipelnėte laimės, jūs nusipelnėte gyventi ir mėgautis gyvenimu. Taigi kiekvieną dieną priimkite teisingą

1 žingsnis Priimkite sprendimą ir jo laikykitės

sprendimą, būkite dėkingi už viską ką turite, mėgaukitės viskuo, didžiuokitės savimi ir stebėkite, kaip viskas keičiasi aplink jus. Pasirinkimas yra jūsų. Renkiesi gyvenimą ar mirtį? Aš renkuosi sveikatą ir blaivų protą. Aš renkuosi SAVE! Tai yra sprendimas ir pasirinkimas, kurį darau kiekvieną dieną, ir šioje žemėje nėra nieko, kas galėtų jį pakeisti.

Jei skaitote šią knygą dėl mylimo žmogaus, kovojančio su priklausomybe nuo alkoholio, žinokite, kad negalite priimti sprendimo už jį ar priversti jį priimti sprendimą. Jei jie nėra pasirengę, niekas neveiks. Taigi viskas ką galite padaryti tai likti šalia ir laukti, kol jie bus pasirengę. Jūs turite priimti savo sprendimus – kiek laiko esate pasirengęs laukti, ar esate pasirengęs pasilikti po to, kai jie pagaliau priims tą sprendimą. Dabar atrodo žinoma, kad pasiliksite, tačiau patikėkite manimi, vėliau galite persigalvoti, bet plačiau paaiškinsiu vėliau knygoje. Taip pat žinokite, kad jie gali niekada nepriimti to sprendimo arba priimti tada kai jau bus per vėlu. Taigi turite rūpintis savimi ir kad ir kaip sunku patikėti jūs neturite visiškai nieko bendro su jų problema ir neprivalote jiems padėti.

Jų priklausomybė gali priklausyti nuo daugelio skirtingų veiksnių, tokių kaip šeimos istorija, genetika, karma, gyvenimo būdas, ankstesnės gyvenimo traumos ir stresas. Kai kuriuos iš jų galima kontroliuoti, pavyzdžiui stresą, gyvenimo būdą ir aplinkinius žmones. Kai kurių negalime, pavyzdžiui genetikos, karmos iš ankstesnių gyvenimų, ar šeimos istorijos.

2 žingsnis Pakeiskite savo mąstyseną

Šis žingsnis yra toks pat svarbus, kaip ir sprendimo priėmimas. Neverta priimti sprendimo, pereiti per detoksikaciją ir negalėti mėgautis gyvenimu, nes jaučiatės apgailėtinai. Kai kurie žmonės kai nustoja gerti jaučiasi tarsi auka. Jie jaučiasi lygtais kažkas iš jų buvo atimta ir dabar visi turi jų gailėti. Matosi, kad jie vis dar nori gerti, bet žino, kad negali, todėl nemėgsta kitų žmonių kurie vis dar gali. Jie jaučiasi liūdni ir prislėgti ir beveik nori, kad visi kiti taip pat nustotų gerti. Jie sako "oi aš daugiau niekada negalesiu gerti, visi kiti gali, išskyrus mane, aš esu toks vargšas".

Jūs nesate AUKA, jūs esate NUGALĖTOJAS! Visada prisiminkite tai ir niekada neleiskite sau galvoti kitaip. Taigi pradėkite galvoti ir elgtis kaip nugalėtojas, o ne auka.

Jei galvosite, kad negalite gerti, visą laiką to labai norėsite, ir bus labai sunku. Tai savęs kankinimas be priežasties. Tai savęs baudimas už tai kad elgiatės teisingai. Kaip ir vaikai, kai negali kažko turėti, jie to nori dar labiau. Man padėjo žinojimas ir sakymas sau, kad aš galiu gerti kaip ir visi kiti. Kad ir dabar galiu nueiti į parduotuvę, nusipirkti alkoholio ir išgerti viską iš karto, niekas manęs nestabdo, bet AŠ RENKUOSI to nedaryti, ir tai yra labai didelis skirtumas.

AŠ RENKUOSI tokį gyvenimo būdą, kokį turiu dabar, o ne tokį, kurį turėjau anksčiau.

AŠ RENKUOSI būti sveika, o ne sirgti.

AŠ RENKUOSI būti geriausia mama kokia tik galiu būti, o ne tokia kokia buvau anksčiau.

AŠ RENKUOSI laimę, o ne depresiją.

AŠ RENKUOSI gyvenimą, o ne mirtį.

AŠ RENKUOSI šviesą, o ne tamsą.

Aš renkuosi SAVE!

Aš esu svarbesnė už alkoholį ir savo nuomonės niekada nepakeisiu! Taigi man tai jau nebėra kova. Žinau, kad tai mano pasirinkimas, tad kodėl turėčiau dėl to liūdėti. Turėtumėte jaustis laimingi ir savim besididžiuojantys. Tai ir yra viso to esmė!

2 žingsnis Pakeiskite savo mąstyseną

Man visai netrukdo kai kiti žmonės geria, tai jų pasirinkimas. Aš turiu savo. Manau, kad jie atrodo ir elgiasi juokingai ir kvailai kai geria per daug. Man liūdna dėl tų, kurie jau turi problemą su alkoholiu, bet yra per daug išdidūs, kad paprašytų pagalbos ar tai pripažintų. Noriu įsikišti ir išsaugoti juos visus, bet tiesiog negaliu, nes jie nėra pasiruošę. Tikiuosi, kad ši knyga juos vieną dieną pasieks ir jiems padės.

Šiais laikais yra daug lengviau negerti nei anksčiau. Daug žmonių renkasi negerti ir vis mažiau žmonių klausia, kodėl tu negeri. Iš pradžių man buvo sunku, nes visi į mane keistai žiūrėdavo, kai sakydavau, kad negeriu. Jie užduodavo klausimus, pasijuokdavo, sakydavo, kad turėčiau gerti su jais, sakydavo, kad galiu su jais prisigerti tik vieną kartą. Jiems tai buvo juokinga, man buvo skaudu. Buvo pakankamai sunku pasakyti "ne", o dabar dar turėjau pasiaiškinti.

Taigi, jei šalia jūsų yra žmonių, kurie daug geria ir nesupranta bei nepalaiko jūsų sprendimo, maloniai pašalinkite juos iš savo gyvenimo, bent jau kolkas, kol sustiprėsite. Su laiku suprasite, kad dauguma žmonių nėra tokie jau geri draugai. Greičiausiai tie, kurie jūsų nepalaiko, kovoja su savo demonais ir tai neturi nieko bendro su jumis. Ir jei jie vis klausia, pasakykite jiems, kad renkatės gyvenimą ir išdidžiai nueikite. Jie nėra svarbūs. JŪS esate svarbūs.

3 žingsnis Išlikite geroje pusėje

Kaip visi žinome, šiame pasaulyje yra dvi priešingos pusės – gėris ir blogis. Vieną valdo Dievas, kitą – Velnias. Kiekvienas iš mūsų pasirenkame, kurioje pusėje esame. Kiekvieną kartą, kai priimame bet kokį sprendimą ar kažką pasakome tai būna kažkas gero arba blogo. Priklausomai nuo daugumos jūsų pasirinkimų ir gyvenimo būdo, jūs pasirenkate vieną iš pusių.

Geroji pusė - gėris, džiaugsmas, grožis, meilė, laimė, turtas, sveikata, harmonija, ramybė, atlaidumas.

Blogoji pusė - tamsa, liūdesys, kaltė, neapykanta, skausmas, ligos, nesėkmė, vienatvė, skurdas.

Taigi, kurioje iš šių pusių jūs norite būti?

Jei blogoji pusė skamba gerai, jums nereikia

nieko daryti, esate teisingame kelyje ir neturite nieko keisti. Jūs tiksliai žinote, kur atsidursite ir kaip baigsite šį gyvenimą.

Jei esate geroje pusėje, tikriausiai skaitote šią knygą bandydami padėti kam nors kitam.

Jei esate blogojoje pusėje ir bandote pereiti į gerąją pusę, esate teisingame kelyje ir netrukus sužinosite, kaip tai padaryti.

Manau, kad visų mūsų viduje yra šiek tiek blogo. Mes visi darome tai, dėl ko gailimės ar įskaudiname žmones, kurių neketinome įskaudinti. Kartais net pagalvojame, kaip galėjome taip padaryti? Na jūs jau žinote, kas jums padeda daryti tuos blogus dalykus.

Velnias yra labai galingas, ir alkoholis yra vienas iš stipriausių įrankių, kurį jis naudoja kad galėtų kontroliuoti žmones ir pridarytų kuo daugiau žalos. Taigi paprastai ten, kur yra alkoholis, yra blogis. Štai kodėl žmonėms kurie daug geria dažniausiai nesiseka, jie vis papuola į blogas situacijas ir yra apsupti blogio. Net jei jie negeria dažnai, kai išgeria pridaro kvailų dalykų dėl kurių gailisi, kažką įskaudina, įsivelia į muštynes, kažką apgaudina, praranda pinigus, priima blogus sprendimus, padaro blogus sandorius, susipažysta su blogais žmonėmis.

Kai kurie žmonės lygtais ir gali kontroliuoti savo

3 žingsnis Išlikite geroje pusėje

gėrimą. Arba bent jau taip mano. Aš sakau, kad tie žmonės šalia savęs turi Velnią tinginį, kuris tiesiog nenori sunkiai dirbti. Tačiau kartais taip yra tik tol, kol to žmogaus gyvenime neįvyksta kažkas tragiško ir staiga iš niekur jis virsta alkoholiku. Kiekvienas iš mūsų, kuris turime priklausomybę nešiojamės dalį Velnio. Ir tik priklauso, kokio dydžio jis yra ir koks aktyvus jis nori būti. Kol rinksitės alkoholį ir blogį, visada liksite tamsioje pusėje, ir viskas jūsų gyvenime klostysis blogai.

Bus dienų, kai viskas lygtais pradės gerėti, bet staiga viskas vėl sugrius. Ir štai vėlgi dar viena gera priežastis išgerti. Kai kurie žmonės geria, kad atsikratytų streso ar nuplautų nuoskaudas ir problemas. Tačiau labai greitai sužino, kad nuoskaudos ir problemos vis dar bus po to, kai jie išsiblaivys, tik dabar jau jos bus dar didesnės ir jie nebus tokie stiprūs ir susikaupę, kad galėtų jas lengvai išspręsti. Kol rinksitės alkoholį, liksite žemiausiuose energijos dažnio lygmenyse, kurie gali pritraukti tik žemo dažnio dalykus. Jūs pritrauksite neapykantą, skurdą, žiaurumą, ligas, pykčius, blogus santykius. Ir niekas nepasikeis tol kol nenuspręsite pereiti į kitą pusę.

Taigi sprendimas yra jūsų. Tai turi būti stiprus sprendimas. Tai negali būti aš pabandysiu. Tai turi būti 100 procentinis sprendimas.

Dievas žino, kada būsite pasiruošęs, jis jau laukia. Ir kai priimsite tą sprendimą viskas aplink jus pradės keistis. Pastebėsite kaip staiga visi geri dalykai kažkaip atsitinka, kažkaip atsiranda, viskas lygtais pagaliau dėliojasi į vietas, viskas vyksta taip kaip jūs visada norėjote. Dabar jūs esate Dievo pusėje ir jis visada bus šalia ir jums padės. Nors blogis yra stiprus, Dievas VISADA bus stipresnis, ir visada nugalės.

Kai pereisite į gerąją pusę visi tinkami žmonės atsiras tinkamose vietose, tinkamu laiku. Jūsų sveikata pradės gerėti. Jūsų mąstysena pasikeis. Jūs stiprėsite kiekvieną dieną. Jūs pradėsite gauti daug įvairų dovanų iš visatos. Pagerės jūsų finansinė padėtis, draugai, aplinka. Jei būsite pakankamai protingi, kad tai pastebėtumėte ir būtumėte už tai dėkingi, jūsų sėkmei nebus ribų.

Padarykite sau paslaugą ir iš tikrųjų apsižvalgykite, raskite visus teigiamus pokyčius, pastebėkite visus teigiamus jausmus, pastebėkite Dievo ženklus ir mėgaukitės kiekviena akimirka. Neįstrikite aukos padėtyje jausdamiesi apgailėtinai, tam nėra prasmės! Jūs nusipelnėte geresnio gyvenimo!

Taigi, ką turite padaryti, kad patektumėte į gerąją pusę?

Papraščiausiai atlikite visus 5 žingsnius!

Tai lengviau nei manote, ir kiekvienas gali tai padaryti. Iš pradžių gali atrodyti sunku, bet kai pajusite atlygį ir laisvę, kiekvieną dieną bus vis lengviau. Po kiek laiko net negalėsite pagalvoti kaip galėjote gyventi tokį sunkų gyvenimą.

Ir žinote, kas gali labai greitai jus sugrąžinti į blogąją pusę?

VIENAS GĖRIMAS

Taip, jūs galite priimti teisingą sprendimą, pasveikti ir pereiti į gerąją pusę, bet taip pat galite priimti sprendimą išgerti ī gėrimą ir grįžti į tamsiąją pusę taip greitai, kiek užtruks pabaigti tą vieną gėrimą. Jei nuspręsite išgerti vieną gėrimą, tai tik laiko klausimas, kada atsidursite tamsoje vėl kovodami vieni ir silpni. Tikriausiai atsidursite dar blogesnėje vietoje, nei buvote anksčiau. Išimčių nėra! Turėsite viską pradėti iš naujo.

Aš visada sakau, kad šiame gyvenime nėra jokių sutrumpintų kelių į sėkmę ir laimę. Nemėginkite pergudrauti sistemos ir nemanykite, kad galite būti abejose pusėse ir gauti atlygį. Jei manote, kad galite slapta išgerti vieną ar du gėrimus ir niekas nesužinos – klystate.

SUSTOKITE dabar! Tokio varianto nėra. Dievas žino, JŪS žinote! Jūs NEGALITE apgauti savęs. Jei bandysite pergudrauti sistemą, sistema jus įveiks ir jūs sumokėsite labai brangią kainą. Taigi, jei vis dar turite tokių minčių, jūsų sprendimas nėra galutinis. Grįžkite prie pirmo žingsnio ir pergalvokite savo sprendimą.

Pradžioje minėjau kas yra užburtas ratas, bet noriu dar kartą paaiškinti, nes labai svarbu suprasti, kaip jis veikia ir kaip į jį nepatekti.

Užburtas ratas

Kiekvieną kartą, kai nusprendžiate vėl išgerti tą pirmąjį gėrimą, leidžiate mažam Velniui patekti į jūsų kūną. Įsivaizduokite jį sėdintį jūsų pilve, labai laimingą, kad jis pagaliau laimėjo ir ten pateko. Jis yra tarsi kūdikis, laukiantis maisto, kuris yra alkoholis. Iš pradžių jis yra toks mažas, kad jūs galite pasirinkti, ką norite gerti ir kaip dažnai. Kiekvieną kartą, kai vėl išgeriate, jis tampa vis didesnis ir stipresnis, Jūs net nepastebite kaip jau jis diktuoja, ką šiandien gersite ir kiek. Staiga jūs visada jaučiate stiprų norą išgerti. Tai Velnias, tai jis reikalauja maisto, kurio reikia vis daugiau ir daugiau. Jis pamažu tampa toks stiprus kad pradeda kontroliuoti jūsų gyvenimą, jūsų sprendimus, priversdamas jus daryti siaubingus dalykus, kurių niekada nedarytumėte blaivi. Jūs einate į visas vietas kur tik galite gauti alkoholio ir situacija

3 žingsnis Išlikite geroje pusėje

vis blogėja. Jis priverčia jus pulti žmones, kuriuos labiausiai mylite, žmones, kurie yra arčiausiai jūsų, žmones, kurie eilinį kartą suteikė jums dar vieną šansą. Velnias nori, kad jūs atsikratytumėte tų žmonių, nes jie greičiausiai trukdo jums gerti, bandydami jus sustabdyti. Jis nori, kad jūs juos įskaudintumėte, kad jie pagaliau išeitų, kad jūs laisvai galėtumėte gerti ir padaryti vis daugiau ir daugiau žalos. Jei esate blaivus ir stebite girtus žmones, matote, kad jie elgiasi tarsi Velnio valdomos marionetės. Jie juokingai šoka ir elgiasi kaip klounai. Visos muštynės prasideda ten kur žmonės geria. Visur kur yra alkoholis, yra blogis. Su laiku pradedate gerti kiekvieną dieną, ir jei esate silpnesnis kaip aš, labai greitai pradedate gerti be sustojimo, geriate savaite ar dvi be vandens ar maisto, visai neprisimindami kelių savaičių savo gyvenimo. Po poros savaičių gėrimo jūsų kūnas yra tiesiog per silpnas, kad galėtumėte dar gerti ir padaryti daugiau žalos, todėl Velnias išeina, palieka jūsų išvargintą kūną ant šalikėlės. Pries išeidamas dar užmeta didelį kiekį kaltės, kad įsitikintų, jog jausitės taip blogai kai išsiblaivysite, kad vėl norėsite išgerti. Jis išeina iki kito karto... Kol nepradedate jaustis geriau ir paprastai maždaug po mėnesio jaučiatės taip, lyg vėl norėtumėt išgerti, tik vieną gėrima... O kai priimate sprendimą išgerti tą pirmą gėrimą, viskas prasideda iš naujo, tai ciklas. Poto tik laiko klausimas, kada vėl atsidursite toje pačioje vietoje, jausitės bejėgiai prašydami atleidimo už dalykus kurių net neprisimenate kad padarėte, prašydami dar vieno šanso žmonių kurie vis dar jumis tiki...

Tikiuosi, kad jums pasiseks, kaip pasisekė man. Tikiuosi, kad sustosite laiku, tikiuosi, kad pamatysite, kokia graži yra geroji pusė, šviesos pusė, Dievo pusė. Jei skaitote šią knygą, vis dar turite šansą.

Kai priimsite sprendimą ir pateksite į gerąją pusę, suprasite, apie ką aš kalbėjau. Jūs suprasite, kodėl aš taip norėjau, kad jūs tai pamatytumėte. Protingai rinkitės jums artimus žmones. Iš karto pamatysite, kas yra jūsų pusėje ir palaikys jus naujoje kelionėje, o kas yra kitoje pusėje, bandydamas jus ten sugrąžinti, greičiausiai todėl, kad jie patys yra ten ir nėra pasirengę pasikeisti. Kiek kartų matėte savo draugus, linkčiojančius galvą su šypsena, kai sakėte, kad bandote sustoti. Jie slapta tikisi, kad to nepadarysite, ir kodėl? Nes jie tikriausiai jau porą kartų bandė ir jiems nepavyko, tai kai jums taip pat nepavyksta, jie jaučiasi geriau. Tai padeda jiems galvoti, kad jie nėra vieninteliai, kurie negali sustoti. Žinokite, kad jums nereikia tų žmonių jūsų gyvenime. Net jei jie yra šeimos nariai. Negalite pasirinkti savo šeimos, bet galite pasirinkti, ar norite su jais bendrauti. Jei būsite tarp žmonių, kurie bando jus nutempti atgal į tamsiąją pusę, jums bus lengva pasiduoti. Jūs turite būti atsargūs ir visada rinktis SAVE, rinktis gyvenimą! Jei jie bando jus sugrąžinti į blogąją pusę, jie nėra jūsų draugai, jie draugauja su Velniu. Greičiausiai kurį laiką išbuvę blaivi jūs net neturėsite apie ką su jais kalbėtis. Taigi galų gale kokia prasmė laikyti tuos žmones šalia savęs rizikuojant savo blaivumą.

Jei jie vis dar geria, Velnias visada šalia jų, ir jei liksite arti, būsite paveikti. Aš su Velniu nenoriu tuėti nieko bendro, todėl renkuosi būti kuo toliau nuo jo. Aš neteisiu kitų žmonių, tai yra jų pasirinkimas ir aš visada turiu savąjį. Jei jie pasirenka likti tamsioje pusėje, aš renkuosi su jais nebendrauti. Tai taip paprasta. Aš renkuosi save! Ateityje, jei jie norės priimti sprendimą išsivaduoti iš užburto rato su mielu noru jiems padėsiu.

4 žingsnis Pasveikite

Kaip jau žinome, alkoholizmas yra liga, ir aš ją net prilyginu vėžiui. Sirgdamas jautiesi siaubingai ir žinai, kad tai tave nužudys, tiesiog nežinai, kaip greitai ir kokia skausminga bus tavo mirtis. Kiek girdėjau mirtis nuo alkoholio yra viena iš baisiausių mirčių. Ši liga taip pat plinta ir įtraukia vis daugiau žmonių į tą užburtą ratą. Jūs padarytumėte bet ką, kad tik išgytumėte. Kas būtų, jei pasakytume žmonėms, sergantiems vėžiu, kad yra vienas dalykas, kurį jie turi nustoti gerti ar valgyti ir vėžys išnyks? Kaip manote, ar jie tai padarytų? Taip, be jokios abejonės. Alkoholizmas yra labai rimta liga, bet jums pasisekė, nes jūsų liga pagydoma. Viskas, ką jums reikia padaryti, tai daugiau niekada nevartoti alkoholio! Štai kaip tai paprasta, jūs net NETURITE nieko daryti, tiesiog neturite gerti vieno dalyko. Tas pats veikia narkotikų ir cigarečių priklausomybėms.

Kai pagaliau priimsite sprendimą, pakeisite savo mąstyseną, pasirinksite gerąją pusę bus daug lengviau pasveikti, nei manote. Iš pradžių galbūt norėsite kažkiokių bealkoholinių gėrimų alkoholiniams pakeisti. Aš tame nematau nieko blogo. Kai kurie žmonės sako, kad to geriau nedaryti, nes labai lengva pereiti nuo nealkoholinio prie alkoholinio bet man tai niekada nebuvo problema.

Aš priėmiau sprendimą ir žinau, kad alkoholis man tiesiog neegzistuoja, todėl pradžioje, kol maniau, kad vis dar noriu to skonio, gėriau bealkoholinius gėrimus ir man buvo gerai. Po kelerių metų jūs turbūt net nebenorėsite, nes suprasite, kad skonis nėra jau toks puikus ir alkoholiui pašalinti yra naudojama daug cheminių medžiagų, todėl nėra visiškai jokios priežasties jų gerti. Bet kai tik jaučiate, kad norite stiklinės kažko panašaus į alkoholį, šiais laikais yra daugybė nealkoholinių gėrimų kurie turi tokį pat skonį. Su laiku jausitės puikiai ir norėsite jaustis dar sveikesni ir stipresni, todėl pamažu pakeisite mitybą, pradėsite sportuoti. Tai tarsi tampa nauja priklausomybe būti sveiku. Ir aš pasirinkčiau šią priklausomybę bet kurio dienos metu.

4 žingsnis Pasveikite

Dabar aš jums pasakysiu paslaptį...
Alkoholiui visiškai pasišalinti iš jūsų organizmo užtrunka **tik 17 dienų**. Tai reiškia, kad bet koks alkoholio pėdsakas dingsta po 17 dienų negėrimo. Po šio laiko yra neįmanoma, paprasčiausiai neįmanoma norėti alkoholio. Taigi viskas, ką jums reikia padaryti tai priimti sprendimą ir skaičiuoti dienas.... jų tik 17!

Pasiruoškite šiam laikui. Galite jaustis pikti, vieniši ir liūdni. Gali tekti atsiriboti nuo kitų žmonių arba paprašyti artimų žmonių būti dar arčiau. Galite norėti daugiau valgyti ir gerti daugiau vandens. Galite jausti poreikį fiziškai išsikrauti.

Darykite viską kas tik padės jums pereiti šį laikotarpi. JŪS TAI PADARYSITE! Jūs daug stipresni nei manote.Jei turėsite teigiamą nusiteikimą, bus daug lengviau!

Jei bet kuriuo metu po 17 dienų jaučiate, kad norite alkoholio, tai yra NETIKRAS poreikis. Tai yra slaptas Velnio ketinimas jus įtraukti atgal į užburtą ratą. Jūs turite tai atpažinti ir būti pasiruošę.

Štai ką jūs turite padaryti. Tiesiog atsigerkite vandens arba ką nors suvalgykite ir tai praeis! Tai taip paprasta!

Jūsų kūnas negali norėti NUODŲ, o alkoholis yra grynas nuodas mūsų kūnui. Kaip neįsivaizduotumėte savęs norinčio atsigerti benzino, taip ir jūsų kūnas tiesiog negali norėti alkoholio. Jūs žinote, kaip jums tai kenkia, tai žinote, kad to norėjimas yra netiesa. Esate paprasčiausiai ištroškęs ar alkanas. Tad kol sugebėsite atpažinti šį klaidingą poreikį ir žinosite kaip jo atsikratyti, viskas bus gerai.

Gerkite daugiau vandens, nes jūsų kūnui to reikia, kad būtų lengviau atsikratyti toksinų. Valgykite daugiau maisto, kad kompensuotumėte kalorijas, kurias suvartotumėte geriant alkoholį. Sustojus gerti greičiausiai numesite svorio, ir tai yra puikus laimėjimas. Kai atpažinsite šį klaidingą potraukį, valgykite ar gerkite tai, kas jums patinka, apdovanokite save už tai, kad tai atpažinote ir priėmėte teisingą sprendimą. Tai nereiškia, kad visą dieną galite valgyte visą šlamštą ir pyragus, bet apdovanokite save saikingai. Pradžioje taip, darykite viską ko tik prireiktų kad peržengtumėte 17 dienų ribą! Bet galų gale jūs norite jaustis stiprūs ir sveiki, o ne apgailėtini valgydami visokį šlamštą.

Turiu jus perspėti, kad ne visada bus lengva. Pradžioje bus sunku! Jūsų protas ir kūnas yra įpratę būti apsvaiginti ir atsparūs daugeliui dalykų. Jūs nepratę blaiviai susidurti su realybe. Pradžioje bus sunku psichiškai ir fiziškai. Bus sunku realiai patirti ir išgyventi kiekvieną jausmą ir situaciją, negalint jų greitai numalšinti alkoholiu.

4 žingsnis Pasveikite

Galite pastebėti sveikatos pokyčius, nes jūsų kūnas detoksikuojasi ir gyja. Jūsų kūnas bus šoke. Pradėsite jausti visus dalykus, kurių anksčiau nejutote, pavyzdžiui skausmą, skrandžio ar širdies sutrikimus, galite patirti balso, skonio pokyčius. Tai yra problemos, kurias jau tūrėjote anksčiau, tačiau jos buvo tiesiog numalšintos alkoholiu ir (arba) cigaretėmis, todėl jūs to nejutote.

Dėl šios priežasties kai kurie žmonės, kurie daug geria, ilgą laiką jaučiasi gerai, bet staiga miršta arba sunkiai suserga. Tikėkimės, kad jūs sustojote laiku ir dar galėsite pasveikti . Tai priklauso nuo daugelio veiksnių. Nesitikėkite gerti 10 metų, staiga mesti ir greitai jaustis 100% sveiki. Jūs turėsite tam tikrų pasekmių, bet tikimės, kad jūsų nebus labai blogos.

Kai mečiau rūkyti, priaugau daug svorio ir iš pradžių buvau labai nusiminusi ir pykau, bet dabar esu dėkinga, kad tai yra vienintelis dalykas, su kuriuo turiu kovoti už 25 metus rūkymo. Aš šitą iššukį priimsiu! Paprasčiausiai turiu daugiau mankštintis ir sveikai maitintis.

Man pasisekė, kad išsivadavau laiku. Tikiuosi jūs taip pat spėsite išsivaduoti. Taigi, kuo greičiau išsivaduosite iš šio beprotiško užburto rato, tuo daugiau šansų turėsite pasveikti. Ir bet kuriuo atveju jūs gyvensite daugiau metų, nei būtumėte gyvenę, jei toliau būtumėt gėrę.

Kai aš sustojau gerti ir rūkyti, mano skrandis, širdis, gerklė pradėjo streikuoti ir man buvo pikta. Aš galvojau kodėl dabar, kai nusprendžiau sustoti. Kodėl man niekas neskaudėjo, o dabar viską skauda. Aš pykau nes niekada neturėjau problemų su šiais organais, kodėl dabar kai bandau daryti teisingus dalykus?

Na aš turėjau problemų, tiesiog jų nejutau. Visa tai laikina, viskas praeina. Žinokite, kad dabar esate Dievo pusėje. Dievas visada su jumis. Viskas sugis, būsite stipresni nei bet kada, ir tada dėkosite Dievui, kad sustojote laiku. Jūs jau užsidirbote sau bent keletą papildomų gyvenimo metų, kurie bus gražūs, džiaugsmingi, sveiki ir malonūs.

Jūs nesate vieni. Mūsų yra daug. Nebijokite papasakoti savo istorijos, kalbėtis su kitais žmonėmis, kovojančiais su priklausomybėmis. Pasirinkite tai, kas jums padeda išlikti blaiviems. Kiekvienas žmogus yra skirtingas. Anoniminių Alkoholikų grupės man niekada netiko, bet jos padeda kitiems žmonėms. Turite išbandyti įvairius dalykus ir sužinoti kas jums veikia geriausiai. Stenkitės pagerinti savo dvasinę sveikatą, tai padės jums išlikti stipresniems ir suprasti, kokia iš tikrųjų šio gyvenimo

4 žingsnis Pasveikite

prasmė. Jei jau esate įsigilinę į dvasinius dalykus, tikriausiai žinote, kad mes turime ne vieną gyvenimą, ir yra sakoma, kad jei neatsikratysite savo priklausomybių šiame gyvenime, turesite vėl su jomis kovoti kitame gyvenime. Taigi aš su mielu noru atsikratysiu jų šiame gyvenime, kad nereikėtų su tuo kovoti dar kartą. Tai tiesiog per sunku. Tai trukdo viskam, ką bandote daryti.

Patarčiau išbandyti iššūkius. Tai užims jūsų laiką ir po to jausitės puikiai. Kuo stipresni jausitės fiziškai, tuo lengviau bus kontroliuoti savo protą. Darykite viską, kas padeda jums jaustis nugalėtoju, kiekvienas mažas laimėjimas yra svarbus. Galite skaičiuoti dienas, kiek jau negeriate alkoholio, bet, tiesą sakant, aš to jau nedarau. Kai nustosite skaičiuoti, žinosite, kad esate atsikratė priklausomybės visiems laikams. Jūs tiesiog žinote, kad niekada daigiau negersite, taigi koks skirtumas kiek laiko jau praėjo. Aš vis turiu suskaičiuoti metus, kai kas nors manęs paklausia , ir tiesą sakant, net neįsivaizduoju, kiek laiko praėjo nuo tada, kai mečiau rūkyti, gal 4 metai, gal daugiau, nežinau. Užrašiau tą dieną kai nustojau gerti, bet ne paskutinį kartą kada rūkiau. Man tai nėra svarbu, man svarbu mano ateitis!

5 žingsnis Bukite budrūs

Nugalėkite savo priklausomybę, arba priklausomybė nugalės jus! Kai atliksite visus žingsnius – priimsiite sprendimą, pakeisite mąstyseną, pasirinksite gerąją pusę ir pasveiksite, noriu kad žinotumėte, jog VISADA turite būti budrūs. Visiškai išgydyti priklausomybės neįmanoma. Galima tik ją kontroliuoti. Atminkite, kad tarp dviejų pusių yra labai mažas žingsnis ir tai yra vienas gėrimas. Kai nugalesite priklausomybę ir jausitės stiprūs, turite būti labai atsargūs.

Jei kada nors turėjote bent vieną iš priklausomybių, mažasis Velnias visada sėdės jums ant peties, VISADA. Jei turėjote keletą priklausomybių, jų bus keli. Jie visada stebės, lauks, kol susidursite su problema ar turėsite silpną akimirką. Jie taps labai kūrybingi, kad tik suviliotų vėl išgerti ar parūkyti. Kiekvieną kartą, kai išgirsite jų balsą, raginantį tiesiog išgerti vieną gėrimą, visada turite tai atpažinti ir grįžti prie pirmo žingsnio, SPRENDIMO, ir pasirinkti:

Ar norite gyvenimo, kurį turite dabar ar gyvenimo, kurį turėjote anksčiau?

Ar norite jaustis taip, kaip jautėtės anksčiau ar taip kaip jaučiatės dabar?

Ar norite turėti tai, ką turite dabar ar viską vėl prarasti?

Ar norite išlaikyti santykius, kuriuos turite dabar ar grįžti prie vienatvės?

Jūs visada turite pasirinkimą! Jūsų pasirinkimas yra tik jūsų!

Kiekvieną kartą man sprendimas yra labai lengvas ir su laiku darosi vis lengviau ir lengviau. Visada prisiminkite savo patį baisiausią momentą kai gėrėte ir dabar jau žinote kas nutiks, kai išgersitesi tą vieną gėrimą ar surūkysite tą vieną cigaretę? Viskas prasidės iš naujo. Jūs vėl papulsite į užburtą ratą, iš kurio negalėsite ištrūkti. IŠIMČIŲ NĖRA. Tai tik laiko klausimas, kada vėl atsidursi dugne, ligotas, silpnas, bevertis, su begaliniu kaltės jausmu, nekenčiantis savęs už tai kad vėl pasidavėte Velnio pagundoms, jausdamasis kaip pralaimėtojas...

5 žingsnis Būkite budrūs

Štai kodėl knygą pavadinau Užburtu ratu. Jei neištrūksite iš jo, visada būsite įstrigę jame, bėgdami nuo savęs, kaip tas mažas žiurkėnas mažame rate. Šie žingsniai yra VIENINTELIS BŪDAS.... Patikėkite manimi, aš išbandžiau viską, ne vieną, ne 10, bet dešimtis kartų. Vis bandžiau vėl ir vėl tikėdamasi, kad šis kartas bus kitoks.

Užburtas ratas visada toks pats, jis niekada nesikeičia. Keičiatės tik jūs. Jūs silpnėjate, jaučiatės vis blogiau ir blogiau ir šansų išgyventi vis mažėja.

Vienintelis būdas, ir aš galiu jums pažadėti, VIENINTELIS BŪDAS yra daugiau niekada negerti. Vienintelis būdas nugalėti priklausomybę yra numarinti Velnią ir laikyti jį tokiu mažu kad jo balsas kasdien taptų silpnesnis ir tylesnis, o jūs taptumėte stipresni ir sveikesni ir perimtumėte kontrolę! Pasiimkite savo gyvenimą atgal, jūs to vertas. Nėra nieko gražesnio negu gyvenimas be priklausomybės. Jūs esate savo gyvenimo kalvis ir neleiskite niekam kitam jo perimti ir atimti jūsų laisvę.

Jei turėjote bet kokio tipo priklausomybę, visada turėsite lengvai priklausomybėms pasiduodančią asmenybę. Todėl turite būti atsargūs, nes greičiausiai gana greitai pasirinksite kitą priklausomybę. Taigi rinkitės protingai. Įsitikinkite, kad pasirinkote gerą priklausomybę, o ne dar vieną blogą.

Yra daugybė gerų priklausomybių, iš kurių galite rinktis - sveikas gyvenimo būdas, sportas, darbas, hobis, dvasingumas. Laikykitės kuo atokiau nuo tokių priklausomybių kaip azartiniai lošimai, rūkymas, narkotikai, seksas ir tt. Mano naujom priklausomybėm tapo darbas ir sveika gyvensena.

Labai svarbu atidžiai stebėti save ir būti pasiruošusiems. Jei jaučiate, kad esate linkęs į vieną iš blogų priklausomybių, grįžkite prie pirmojo žingsnio, SPRENDIMO, ir pagalvokite, ar tikrai norite užsidėti dar vieną priklausomybę ant savo pečių ir pradėti viską iš naujo? Tikrąja ta prasme užsidėti dar vieną Velnią ant savo pečių. Atsakymas yra - ne.

Pasirinkite priklausomybę, kuri atneš jums sveikatą, pinigus ar laimę. Šis metodas tinka bet kokiai priklausomybei, tačiau turėtumėte vėl viską pradėti iš naujo. Kai pajusite naują gyvenimą ir koks stiprus esate nenorėsite net žiūrėti atgal.

Jei turite porą priklausomybių, tokių kaip gėrimas ir rūkymas, nesiūlyčiau mesti abiejų tuo pačiu metu. Tai tiesiog per didelis krūvis psichiškai ir fiziškai. Galite tiesiog išprotėti. Kartais matote žmones, kurie daug gėrė ir rūkė, ir jiems sustojus jie tiesiog pradėjo elgtis keistai. Esu tikra, kad jie vis tik yra daug laimingesni nei buvo anksčiau, bet jei galite išvengti drąstiškų pasikeitimų, kodėl gi ne. Yra

5 žingsnis Būkite budrūs

pakankamai sunku mesti vieną priklausomybę, dvi tuo pačiu metu yra tiesiog per daug.

Kelis kartus bandžiau mesti rūkyti kol vis dar gėriau, tačiau nesėkmingai. Skaičiavau dienas kiek jau nerūkiau, buvau tokia laiminga ir staiga kai sekantį kartą išgėriau, net neprisimenu, kaip suradau cigarečių ir kitą rytą pabudau smirdėdama cigarečių dūmais. Buvau taip nusivylusi savimi. Ir, žinoma, tai buvo dar viena svari priežastis išgerti ir surūkyti dar vieną cigaretę.

Kaltės jausmas, kurį jausdavau dėl rūkymo kasdien, man buvo tiesiog nepakeliamas. Skaičiuodavau cigaretes, rūkydavau tik kas kažkiek valandų, bet tik parūkiusi staiga pasijusdavau tokia kalta, kad vėlgi norėdavau rūkyti. Galėjau įsivaizduoti savę ligoninėje mirštančią nuo rūkymo sukeltos ligos ir sakančią savo vaikams, labai atsiprašau, bet aš tai padariau pati sau, tai buvo mano pasirinkimas. Aš tiesiog negalėjau to padaryti sau, negalėjau to padaryti vaikams.

Aš padariau didelę klaidą mesdama rūkyti ir pakeisdama tai į elektronines cigarettes (vaping). Tai yra dar vienas labai stiprus būdas įtraukti žmones į užburtą ratą. Tose cigaretėse yra tiek daug pavojingų medžiagų, bet dėl to, kad jos bekvapės, atrodo kad jos nėra jau tokios blogos. Tai yra taip nauja, kad apie jų tikrą žalą dar niekas daug nežino. Iš asmeninės patirties galiu pasakyti, kad mesti tai buvo daug sunkiau nei mesti paprastas cigaretes. Kai naudodavau šias cigaretes niekada nejaučiau to paties jausmo, kaip po to, kai surūkydavau cigaretę, todėl traukadavau be sustojimo. Kai mečiau, pirmas mėnuo buvo žiaurus. Jaučiau kad nikotinas tiesiog siurbiamas iš mano smegenų. Jaučiau kad einu iš proto, negalėjau susikaupti, įprastai vairuoti ar dirbti. Priaugau daug svorio, bet kaip visada sakau, jei tai vienintelis dalykas, su kuriuo turėsiu susitvarkyti po tiek metų rūkymo metų aš tai padaysiu! Dabar daugiau sportuoju, sveikai maitinuosi ir svoris pamažu krenta.

Vienintelis būdas, kuris man pasiteisino, buvo pirmiausia mesti gerti. Taip visą laiką buvau blaiva ir žinojau, kad vis dar galiu rūkyti. Aš nuoširdžiai nemaniau, kad kada nors mesiu rūkyti. Man buvo tiesiog per sunku, visaip bandžiau labai daug kartų. Tačiau praėjus keleriems metams po to, kai mečiau gerti, norėjau mesti ir rūkyti. Kai pasijaučiate sveiki, tiesiog norite būti dar sveikesni ir sveikesni. Visada sakiau, kad niekada nesportuosiu ir nesiprausiu po šaltu dušu. Dabar matau, kad noriu daryti daug dalykų, kurių niekada nedariau. Kai tampi stipresnis, jautiesi taip puikiai, kad pasitiki savimi, ir nori išbandyti naujus dalykus ir kasdien dar labiau stiprėti.

Naujas gyvenimas

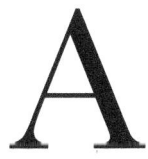r esate pasirengęs atlikti visus žingsnius, išsivaduoti iš užburto rato ir mėgautis gyvenimu?

Paprasti žingsniai:
1. Priimkite sprendimą
2. Pakeiskite savo mąstyseną
3. Visada pasirinkite gerąją pusę
4. Pasveikite
5. Būkite budrūs

Ir svarbiausia nepamirškite visada rinktis SAVE!

Mėgaukitės kiekviena savo naujo gyvenimo minute ir pastebėkite koks nuostabus gyvenimas iš tikrųjų yra. Pradėkite planuoti savo savaitgalius ir šventes, nes dabar jie jau jūsų, jie nėra suplanuoti už jus... Atleisk sau, nes negalite pakeisti praeities ir tiesiog eikite į priekį. Apdovanokite save, sutaupykite pinigus, kuriuos būtumėte išleidę savo priklausomybei ir keliaukite ar nusipirkite tai, ko visada norėjote.

Pabandykite rasti savo tikrąjį gyvenimo tikslą ir pašaukimą. Padėkite žmonėms ir mėgaukitės viskuo ką gyvenimas jums siunčia!

Pradžioje viskas pasikeis ir jausitės ne savo vietoje. Bus dalykų, kurių kurį laiką negalėsite daryti, bet tai laikina. Galbūt negalėsite bendrauti taip, kaip anksčiau. Man tai buvo šokimas, mėgstu šokti, tačiau negalėjau šokti kokius 4 metus po to, kai nustojau gerti. Aš tiesiog negalėjau. Jaučiausi drovi, nesijaučiau gerai. Mano kūnas nejudėjo taip kaip anksčiau. Dabar galiu šokti daugiau nei anksčiau. Man patinka šokti ir man nereikia gerti, kad galėčiau tuo mėgautis. Po kurio laiko pradėsite stebėti geriančius žmones ir pamatysite, kaip jų kūnus valdo Velnias, jis juos naudoja kaip lėles, kad linksmintūsi. Visos muštynės, pyktis ir siaubingi dalykai vyksta alkoholio įtakoje. Žmonės vairuoja ir nužudo ką nors, o supratę, ką padarė, turi su tuo gyventi visą likusį gyvenimą. Taigi, jei toks siaubingas dalykas dar nenutiko jums, jums pasisekė, jūs ištrūkote laiku. Būkite už tai dėkingi ir didžiuokitės savimi. Jūs laiku priėmėte teisingą sprendimą.

Atsitiktinumai

Nors esu labai atsargi kiekvieną kartą, kai užsisakau gėrimą ar kas nors man jį atneša, buvo du kartai, kai netyčia išgėriau gurkšnį alkoholio. Prisiminkite, yra didžiulis skirtumas tarp atsitiktinio išgėrimo ir pasirinkimo išgerti vieną gėrimą galvojant, kad nieko neatsitiks. Nes atminkite, negalite savęs apgauti ir kadangi dabar esate blaivus, visada tiksliai žinote ką darote.

Vieną kartą restorane paprašiau bealkoholinės Margaritos, ir padavėja gerai nesuprato anglų kalbos. Ji atnešė gėrimą. Aš kai visada pauosčiau, atrodė lygtais viskas gerai. Bet kai gurkštelėjau, supratau, kad kažkas netaip, skonis buvo kitoks. Paprašiau kitų žmonių paragauti gėrimo ir jie pasakė, kad viskas gerai, alkoholio nėra. Bet žinojau, kad kažkas netaip . Kai padavėja grįžo, mes jos paklausėme ar gėrime yra alkoholio, ir ji pasakė "taip". Ji greitai atsiprašė ir išėjo atnešti jau bealkoholinio gėrimo, jai tai neatrodė kaip labai didelė klaida. Man buvo šokas. Visas mano gyvenimas blykstelėjo prieš akis. Ir nors tai tebuvo vienas gurkšnis, žinojau, kad vienas gėrimas gali mane sugrąžinti ten, kur aš buvau anksčiau. Aš taip išsigandau ir pradėjau taip stipriai verkti, nes nežinojau, ką daryti. Mane ištiko panikos priepuolis. Visi žiūrėjo į mane nesuprasdami, kas man darosi, o aš be sustojimo verkdama išėjau. Atsisėdau į automobilį ir sustabdžiau save. Pasakiau sau kad jau esu pakankamai stipri ir man viskas bus gerai. Pasakiau sau, kad niekada negryšiu ten kur buvau. Nenorėjau prarasti visko ką turiu. Susiėmiau ir jau žinojau, ką daryti. Greitai priverčiau save pamiršti tą įvykį. Žinojau, kad tai buvo nelaimingas atsitiktinumas.

Maždaug po metų nuėjau į naują bažnyčią ir kaip įprasta, jie turėjo komunijos ceremoniją. Nežinojau, kaip jų ceremonija vyksta, todėl net paklausiau pažįstamų žmonių, kad įsitikinti, jog komunijos metu neduodamas tikras vynas. Niekas nežinojo ir atsakė, kad tikriausiai ne. Kai priejau prie kunigo ir kai jis man davė Kristaus kūną, paklausiau, ar puodeliuose ne alkoholis, jis keistai į mane pažiūrėjo ir nieko nesakė, tikriausiai net nesuprato, ko aš klausiau. Taigi priėmiau Kristaus kūną ir išgėriau Kristaus kraują ir staiga supratau, kad tai buvo vynas, o ne sultys, kaip buvo mano senojoje bažnyčioje. Gerai žinojau šio vyno skonį. Grįždama į savo vietą pradėjau panikuoti, taip išsigandau. Negalėjau galvoti apie nieką kitą, tiesiog atsiklaupiau ant kelių ir pradėjau melstis. Prašiau Dievo man padėti, Dievas žinojo, kad tai padariau netyčia, tai buvo bažnyčia ir aš tikrai nežinojau. Vėl susiėmiau, pasakiau sau, kad esu pakankamai stipri ir man viskas bus gerai. Viskas buvo gerai, bet kitą savaitę jau išgirdau pažystamus balsus, tyliai sakančius "matai, nieko neatsitiko, tau viskas gerai, tu gali kiekvieną sekmadienį šiek tiek išgerti, tai juk Kristaus kraujas, nieko neatsitiks". Greitai atpažinau tą balsą ir dar kartą įsitikinau, koks stiprus ir išradingas yra Velnias. Jis vėl bandė mane sugrąžinti į užburtą ratą!

Štai kodėl jūs turite būti budrūs ir atsargūs visada ir visur, net bažnyčioje. Jūs turite žinoti skirtumą tarp Dievo balso ir Velnio balso. Velnias visada bandys jus susigrąžinti, Dievas visada jus apsaugos.- Taip kai kurie žmonės, kurie buvo blaivūs 10, 20 metų staiga vėl pradeda gerti taip, kaip gėrė anksčiau ar dar baisiau. Užtenka tik vieno gėrimo ir jie net nepastebi kaip atsidūrė tamsoje. Būtent taip. Tai gali būti vienas nelaimingas atsitikimas, vienas balsas, kurio neatpažinai ir tave suklaidino, viena klaida. Vienas gėrimas gali jus labai greitai sugrąžinti ten iš kur taip sunkiai ištrūkote.

Kai mano tėtis mirė šių metų pradžioje, tą pačią sekundę kai apie tai sužinojau užėjo pats didžiausias noras rūkyti. Aš nerūkiau jau metų metus ir nebenorėjau net apie tai pagalvoti. Aš taip supykau. Kaip jie galėjo tokią baisią liūdesio akimirką vis bandyti, kaip jie išdrįso... Aš taip užpykau, kad nuo to laiko jie daugiau nebandė, turbūt bijo ☺ Bet net jei jie ir vėl bandys, jiems nepvyks, nepavyks šiandien, nepavyks rytoj, nepavyks niekada! Aš renkuosi gyvenimą, visada rinksiuos gyvenimą ir visada pasirinksiu SAVE...

Kaltė

Kaltės jausmas dar lydės jus daugelį metų po to, kai sustosite. Taigi pasistenkite kuo greičiau to atsikratyti. Neverta savęs graužti. Kuo greičiau sau atleisite, tuo greičiau mėgausitės gyvenimu. Kai geriate ar iškart po to kai sustojate daugelio dalykų neprisimenate. Taip jūsų kūnas jus apsaugo. Bijote net galvoti apie visus dalykus kuriuos padarėte. Man visa tai buvo užblokuota metų metus. Buvo tiesiog per daug gėda prisiminti ir pažvelgti tiesai į akis. Po daugelio metų pradėsite pamažu prisiminti visus dalykus, kuriuos padarėte ar pasakėte, kaip įskaudinote kitus žmones, visas kvailystes, dalykus dėl kurių jums buvo gėda. Tiesiog žinokite, kad jūsų smegenys leidžia prisiminti dalykus tik tuo atveju, jei žino, kad tai saugu. Tai reiškia, kad esate pakankamai stiprus, kad galėtumėte tai prisiminti ir sau atleisti. Kiekvieną kartą kai prisimenu gėdingas akimirkas galvoju "kaip aš taip galėjau!" Padarykite sau didžiulę paslaugą ir atleiskite sau. Kuo greičiau tai padarysite, tuo geriau. Ne jūs padarėte visus šiuos siaubingus dalykus, tai buvo blogis, naudojantis jūsų kūną kad pridarytų žalos. Negalite nieko pakeisti praeityje, bet galite pakeisti ateitį. Didžiuokitės savimi ir džiaukitės, kad jau nedarote tų pačių klaidų. Žmonės, kuriuos įskaudinote, jums atleis, o jei ne – viskas gerai jei tik atleisite sau. Štai kas yra svarbiausia. Pamatysite, kaip žmonės pradės kitaip į jus žiūrėti. Kai kurie žmonės net galvos kad viską ką turite dabar jums buvo lengva gauti. Kai kurie net pavydės jūsų gyvenimo. Štai kodėl aš visada sakau kad negalima spręsti apie žmones iš išorės, nes nežinote ką jie turėjo praeiti, kad turėtų tokį gyvenimą kokį turi dabar.

    Mano gyvenime buvo laikas, kai net neturėjau pinigų maistui savo vaikams, buvo laikai, kai gyvenau automobilyje. Kai dabar tai sakau žmonėms, jie manimi netiki. Jie mano, kad aš tai sakau tik tam, kad sulaukčiau dėmesio. Dabar turiu kelias įmones, esu geriausia mama kokia tik galiu būti, esu pakankamai turtinga, kad nepergyvenčiau dėl pinigų, o kai sutinku žmonių iš savo praeities, vis įsitikinu, kaip man gerai sekasi. Pažvelgus jiems į akis matau nuostabą. Jie turbūt galvojo kad aš jau senai mirus ar tapus bename. Kartais sutinku žmones su kuriais anksčiau gerdavau, ir jie neatrodo labai gerai nes vis dar geria. Tai tik parodo man, kur būčiau buvus aš jei nebūčiau padarius teisingo sprendimo. Ir tai mane palaiko, sutvirtina norą padėti kitiems žmonėms, padėti jiems pakeisti savo gyvenimą, išeiti iš tamsos ir pamatyti gerąją pusę.

Niekada nepamirškite - tik JŪS galite pakeisti savo gyvenimą, tad eikite ir mėgaukitės juo!

Priklausomybę turinčių asmenų šeimos nariams

Ačiū, kad pasiliekate prie žmonių, kurie jums svarbūs. Jūs turbūt labai juos mylite. Dabar atėjo laikas, kurio tikriausiai laukėte visą jūsų gyvenimą kartu. Jie pagaliau priėmė sprendimą. Bet ar jūs esate tam pasiruošę? Pasikeis ir jūsų gyvenimas. Labai gaila bet turiu jums pasakyti, kad lengva nebus. Tai bus daug sunkiau, nei manote. Jei jūs neturite priklausomybės niekada nesuprasite kaip iš tikrųjų yra sunku. Žmogus kurį mylite pasikeis. Iš pradžių jie gali būti labai pykti, jaustis kalti, gėdytis, būti drovūs, jų nuotaikos gali dažnai keistis. Jie gali būti santūresni, griežtesni, rimtesni, jums šis naujas žmogus gali net nepatikti, nes tai nebus tas pats žmogus kurį įsimylėjote. Jei jūsų pasirinkimas yra visgi likti šalia jų, prisiminkite viena - nesvarbu, kokie sunkūs bus laikai, NIEKADA negalite pasakyti šių žodžių: "tu buvai geresnis, kai gėrei", "tiesiog eik ir išgerk" "tai ne mano kaltė, kad tu esi alkoholikas". Patikėkite manimi, bus tokių akimirkų kai norėsite taip pasakyti. Padarykite paslaugą sau ir kitiems ir tiesiog išeikite. Nepadarykite tos klaidos! Negalėsite sau atleisti. Kartais viskas ko reikia kad jie grįžtų atgal į tamsą, yra tie keli žodžiai. Jūs nenorite būti priežastimi dėl kurios jie vėl išgėrė. Tad geriau išeikite dabar, jei nesate pasiruošę pokyčiams ir viskam ko gali prireikti. Galbūt vėliau galėsite grįžti, tai nereiškia kad išeinate visam laikui. Jei nemanote, kad galite būti 100% palaikančiais, tiesiog išeikite. Jiems viskas bus gerai kai jie priims sprendimą. Jie praeis žingsnius ir sustiprės. Ir tiesą sakant, jie gali net nenorėti būti su jumis, nes viskas bus visiškai kitaip nei buvo prieš tai. Taigi nuspręskite ir laikykitės sprendimo taip, kaip darys ir jie. Visada palaikykite juos, bet taip pat rūpinkitės savimi. Labai tikiuosi, kad nuspręsite likti šalia jų ir mėgautis nauju gyvenimu kartu.

Apie Autorę

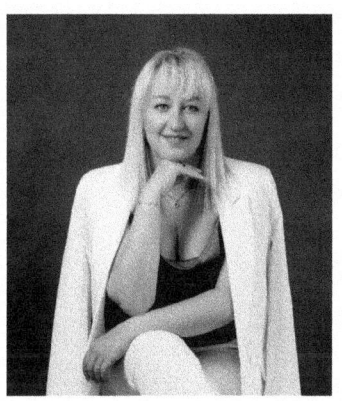

Greta Kudirkaitė, kelių verslų savininkė, rašytoja, mama, draugė, lyderė. Jei jaučiate kad reikia daugiau pagalbos, susisiekite su manimi el. paštu GretaKayBooks@gmail.com